Du Phospho-Mannitate de Fer

Son application à la thérapeutique

PAR

G. PRUNIER

Pharmacien de 1ʳᵉ Classe
Docteur en Pharmacie (Université de Paris)

Paris

CHASSAING & Cᴵᴱ

6, Avenue Victoria, 6

Du Phospho-Mannitate de Fer

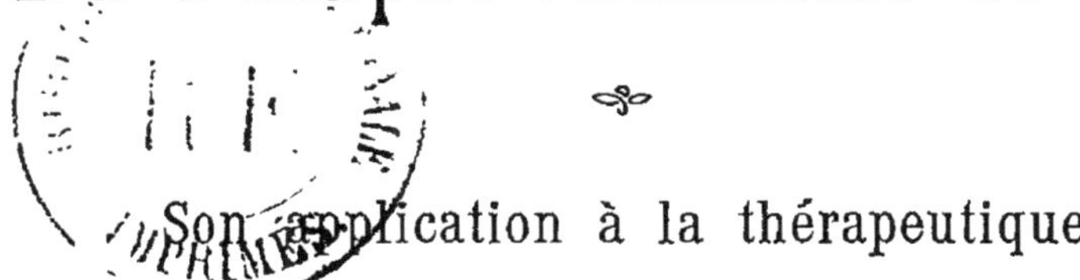

Son application à la thérapeutique

PAR

G. PRUNIER

Pharmacien de 1re Classe
Docteur en Pharmacie (Université de Paris)

Paris

CHASSAING & Cie

6, Avenue Victoria, 6

Du Phospho-Mannitate de Fer

Son application à la thérapeutique

Paris, 6, avenue Victoria.

Monsieur le Docteur,

Après de patientes recherches, qui nous ont demandé près de cinq années de travail (1897-1902), nous sommes arrivés, mon maître, M. L. Portes, pharmacien honoraire des hôpitaux de Paris, et moi, à préparer, à l'état de pureté chimique, une combinaison des plus intéressantes de l'acide phosphorique, l'acide phospho-mannitique, dont l'un des dérivés, le Phospho-Mannitate de fer, est appelé à rendre de réels services dans le traitement de la chlorose et de l'anémie.

Le Phospho-Mannitate de fer, auquel nous avons donné le nom distinctif d'Eugéine, présente, en effet, la remarquable propriété d'agir à dose minime, de se décomposer très facilement dans l'économie, de mettre en liberté sous forme parfaitement assimilable le fer qu'il contient, enfin de tonifier l'organisme sans provoquer aucunement la constipation.

Ce sont les divers points qui ont été développés dans ce travail sur lequel j'ai l'honneur d'appeler votre attention la plus bienveillante.

Veuillez agréer, Monsieur le Docteur, l'expression de mes sentiments les plus distingues.

G. PRUNIER,
Pharmacien de 1re Classe,
Docteur en pharmacie (Université de Paris),
Directeur des laboratoires
de la Maison Chassaing et Cie.

I. Du Phospho-Mannitate de Fer

Sa préparation. — Ses propriétés chimiques

Le Phospho-Mannitate de fer se prépare comme suit :

1º On prend une quantité d'acide phosphorique à 60 o/o correspondant à *n* molécules d'acide phosphorique trihydraté ; on la verse dans un ballon où l'on a dissous au préalable une proportion de mannite correspondant exactement aussi à *n* molécules. On ajoute autant d'eau que de mannite ; on agite le mélange, jusqu'à ce que la mannite soit dissoute, puis on place le tout au bain de vaseline en chauffant à 120-125º C. pendant 7 jours ;

2º Après 7 fois vingt-quatre heures de chauffe, on s'assure au moyen d'un dosage très exact que l'éthérification a atteint son maximum : on laisse refroidir, puis on dissout le produit obtenu dans deux fois au moins son poids d'eau ;

3º On verse dans cette solution un excès de carbonate ferreux ; on laisse en contact plusieurs jours à l'abri de l'air (chose facile à obtenir en opérant dans des vases bouchés, munis de tubes plongeant dans l'eau pour maintenir l'atmosphère ambiante chargée d'acide carbonique) ;

4° On filtre très rapidement la solution après décantation et on la verse dans 2 fois son volume d'alcool à 90° ; on laisse en contact dans un flacon exactement rempli ;

5° On décante l'alcool et on le renouvelle pour laver le précipité ;

6° On dissout le précipité dans de l'eau bouillie, on s'assure sur une petite portion de la solution qu'il n'y a plus de phosphates solubles, puis on évapore dans le vide à 45° C. ;

7° On dose, dans le produit, le fer total qui doit être de 8 o/o. Si ce résultat n'est pas obtenu, on répète les les lavages à l'alcool pour éliminer la mannite en excès et arriver au pourcentage ci-dessus.

Le Phospho-Mannitate de fer ainsi préparé présente les caractères suivants : il est soluble en toute proportion dans l'eau ; sa solution est presque neutre au tournesol et ne fournit directement aucun précipité par le molybdate d'ammoniaque. Après calcination et reprise par l'acide nitrique, le Phospho-Mannitate de fer donne, au contraire, la réaction caractéristique des phosphates ; il est décomposable par l'eau bouillante et fournit toutes les réactions des sels de fer.

II. Étude physiologique
sur le Phospho-Mannitate de Fer ([1])

(Eugéine Prunier)

❧

I

On sait que le fer ne se trouve dans l'économie animale, d'une façon normale, que dans les globules du sang ; il y existe en proportion toujours constante ; il est le seul élément qui distingue le principe immédiat, caractéristique des globules, des matières albuminoïdes. L'énergie des fonctions vitales étant en raison directe de la proportion des globules dans le sang, on comprend sans peine combien grande doit être l'importance de la présence d'une quantité suffisante de fer dans l'économie.

C'est un des métaux les plus répandus dans la nature ; il intervient toujours pour une proportion quelconque dans nos aliments, et de plus, est difficilement éliminé de l'économie.

1. Expériences et observations de M. le docteur X..., ancien interne des Hôpitaux de Paris.

*

A l'état ordinaire, le rein n'en sépare qu'une trace, le foie n'en élimine que l'excédent de ce qui est introduit dans la circulation.

Quelles sont les préparations ferrugineuses qu'on doit choisir, lorsque le fer fait défaut dans l'organisme, et par quelles transformations ces préparations deviennent-elles partie intégrante de l'élément le plus important du sang ? C'est ce que nous allons rechercher.

II

Les travaux de Bunge, de Schmiedeberg, de Marfori, de Hayem et de M. le professeur Jaquet constituent évidemment un progrès considérable, touchant la physiologie du fer, car ils nous démontrent de quelle façon l'organisme se procure ce métal qui lui est nécessaire. Mais, au point de vue thérapeutique, ils ne nous expliquent nullement son efficacité spéciale dans la chlorose.

On a prétendu que les sels de fer agissent par contact sur les muqueuses du tube gastro-intestinal, et que l'irritation qu'ils produisent rend plus abondante la sécrétion des sucs digestifs, et relève ainsi la nutrition générale.

Bunge a émis une autre hypothèse, dont personne ne contestera l'originalité et qui, fort séduisante, a immédiatement rencontré de nombreux partisans : les combinaisons organiques de fer, comme l'hématogène et la ferratine, sont peu à peu détruites, en présence du sulfhydrate d'ammoniaque, et forment du sulfure de fer. Dès lors, le fer inorganique aurait pour effet, d'après Bunge, de protéger le fer organique des aliments en fixant l'hydrogène sulfuré de l'intestin sous forme de sulfure.

Les faits ne paraissent pas jusqu' à présent confirmer cette théorie.

D'ailleurs, si l'action médicamenteuse du fer chez les chloritiques reposait uniquement sur l'absorption de de l'hydrogène sulfuré dans l'intestin, tous les métaux capables de former avec le gaz sulfhydrique des composés insolubles devraient être en état de remplacer le fer. Or, nos observations ont démontré que, pour le manganèse du moins, il n'en est pas ainsi.

Ayant déterminé, sur des chiens et des lapins, une anémie artificielle, par une série d'émissions sanguines, nous avons ajouté à la nourriture des uns une certaine quantité de Phospho-Mannitate de fer, à celle des autres du sulfate de manganèse. L'effet de la médication, contrôlée par des dosages d'hémoglobine et des numérations de globules répétés, se manifesta d'une façon remarquable chez les animaux traités par le Phospho-Mannitate de fer ; ceux qui avaient absorbé du manganèse présentèrent, au contraire, après chaque saignée, une anémie plus forte et une convalescence beaucoup plus longue. Ayant dosé le fer dans le foie des animaux sacrifiés à la fin de l'expérience, nous avons constaté que le foie de ceux qui avaient pris du manganèse contenait notablement moins de fer que le foie des animaux auxquels il avait été administré du Phospho-Mannitate de fer.

III

Les expériences que nous venons de relater démon-trent d'une façon évidente que le fer est absorbé par l'intestin. Mais résorption n'est pas synonyme d'assimilation, et il restait à prouver que le fer ainsi ingéré ne joue pas seulement dans l'organisme le rôle de corps étranger, mais qu'il est utilisé pour la formation des tissus organiques, et spécialement de l'hémoglobine.

1re *Expérience.* — Pour s'en rendre compte, nous avons pris deux chiens de la même portée et de la même taille qui ont été séparés pendant un mois.

L'un de ces animaux recevait du lait et de la viande, tandis que chez le deuxième chien, ayant exactement la même nourriture, on injectait tous les deux jours 3 C. de Phospho-Mannitate de fer à 1/20.

Tous les 6 jours, les deux chiens étaient pesés, saignés, et l'on dosait le fer du sang recueilli. L'animal, nourri de lait et de viande, présenta, au bout d'un certain temps, des signes non équivoques d'anémie, tandis que le chien traité par le Phospho-Mannitate de fer resta en bonne santé.

Les dosages dans le sang et les différents organes ont donné le résultat suivant pour cent :

Chien traité par le Phospho-Mannitate de fer :

Sang, 0,042 milligr.; foie, 0,035 milligr. ; rate, 0,0030 décimilligr. ;

Chien non traité :

Sang, 0,024 milligr. ; foie, 0,0039 décimilligr. ; rate, 0,0011 décimillig.

Non seulement le chien traité par le Phospho-Mannitate de fer avait notablement plus de fer, et partant, plus d'hémoglobine dans le sang que le chien témoin, mais encore la réserve de ce métal dans son foie et sa rate était environ sept fois plus forte.

2e *Expérience*. — Nous avons pris trois jeunes chiens, qui ont été mis dans des cages bien distinctes.

Ces animaux ont été nourris avec du lait, en ajoutant du lactate de fer au lait du premier chien, du Phospho-Mannitate de fer à celui du second, tandis que le troisième recevait du lait pur. L'expérience dura 6 semaines, pendant lesquelles nous avons fait des saignées égales et une série de dosages d'hémoglobine pour contrôler l'état du sang.

L'animal (2°), traité par le Phospho-Mannitate de fer, eut jusqu'à la fin un sang de composition normale, tandis qu'au bout de 6 semaines, l'hémoglobine avait diminué en proportion considérable dans le sang du chien chez lequel était administré le lactate de fer et dans celui du chien non soumis à la médication ferrugineuse.

Le dosage du fer dans le foie de ces animaux donna, en effet, chez le premier chien, 0,010 milligr. : chez le deuxième animal, 0,023 milligr. ; enfin chez le troisième 0,0011 décimilligr. seulement.

Nous avons constaté que l'administration de fer à

des animaux anémiques a pour effet de provoquer une prolifération cellulaire intense dans la moelle osseuse. Le nombre des hématies à noyaux est sensiblement plus fort dans la moelle des animaux traités par le Phospho-Mannitate de fer que dans celle des témoins.

L'observation empirique ne s'est donc pas trompée en proclamant l'efficacité du fer dans la chlorose. On pourrait tout au plus se demander à quelle préparation ferrugineuse on doit donner la préférence. Dans l'état actuel de nos connaissances, les composés organiques du fer semblent devoir prendre une place prépondérante.

La valeur du Phospho-Mannitate de fer dans la chlorose, dans l'hyperleucocytose, dans le chloro-brightisme a été démontrée, et on peut s'en convaincre par les observations ci-jointes.

Ce médicament agit plus vite et mieux que les médicaments similaires qui, presque toujours, produisent des troubles gastriques, compliquent la cure de l'anémie, s'assimilent plus ou moins bien dans l'organisme.

Nous croyons que l'Eugéine peut rendre de réels services, car, d'après nos observations personnelles, elle est toujours bien tolérée.

Chez presque tous les malades, l'administration de ce médicament a été suivie, au bout de très peu de jours, d'une augmentation de l'appétit, aussi bien chez ceux où il laissait à désirer auparavant que chez ceux où il était satisfaisant.

Parallèlement au relèvement de l'appétit, à l'augmentation de poids, on note presque toujours un accroissement considérable des forces ; des malades qui, jusque-là, restaient confinés dans leur lit, ou qui ne pouvaient se livrer à leurs occupations, éprouvèrent une amélioration marquée ; ils purent se lever, se promener ; d'autres purent reprendre sans fatigue un travail qu'ils ne faisaient auparavant qu'avec beaucoup de difficulté.

De par ce qui précède, il nous est permis d'affirmer que cette préparation a acquis droit de cité dans notre arsenal thérapeutique.

OBSERVATION I

Mme X..., 29 ans, blanchisseuse, mère de 2 enfants, a perdu son mari. Depuis cette époque, sa santé était toujours allée en s'altérant. A l'examen le facies est pâle, jaune et infiltré, les lèvres pâles, les gencives molles, blanches, se décollent des dents qui sont couvertes de tartre. Elle accuse des palpitations fréquentes, pouls faible, irrégulier.

Deux ou trois fois par jour elle tombe en syncope. La menstruation est supprimée depuis deux ans. Cette dame, douée d'un caractère doux et égal, est devenue irascible. Le moindre mouvement d'impatience suffit souvent pour déterminer un accès hystériforme. Depuis la mort de son mari, elle est malade, et de ce fait a consulté plusieurs médecins qui lui ont prescrit l'exercice, les bains froids, les bains généraux, les préparations de quinquina, le fer sous presque toutes les formes, et cela sans succès.

L'examen des urines ne décèle ni albumine, ni sucre, mais un peu de phosphaturie.

Examen hématologique primitif : 3.000.000 de globules rouges par mmc.

Nous prescrivons à la malade du phospho-mannitate de fer sous forme d'*Eugéine Prunier* à la dose de 3 cuillerées à café par jour, sans aucun autre médicament.

Une semaine après le commencement du traitement, Mme X... vient nous voir ; elle déclare qu'elle sent ses forces revenir ; elle a commencé la veille à faire quelques travaux.

Nombre de globules rouges : 3.600.000.

Pas de constipation.

Au bout de quinze jours le poids, qui était avant. le traitement de 58 kg., s'élève à 60 kg. La menstruation a reparu. Pas de douleurs.

Après cinq semaines de traitement, la malade a bonne mine ; le moral est meilleur. Elle se sent beaucoup plus forte et reprend son métier de blanchisseuse.

Pas d'albumine ni sucre.

Acide phosphorique éliminé $= 2$ gr. 10.

Examen hématologique : 4.200.000 globules.

OBSERVATION II

Mme Sim..., âgée de 26 ans 1/2, d'un tempérament nerveux et très anémique, souffre depuis quelques années de migraines violentes et de vertiges. Les règles sont devenues douloureuses depuis deux ans. Pertes blanches.

Elle a déjà subi plusieurs traitements pour sa chlorose, mais se lasse bien vite, car aucun ne lui apporte une amélioration dans son état.

A l'examen la malade est pâle, elle ne peut se tenir longtemps debout ; pas d'appétit, maux de cœur. Constipation habituelle ; envies fréquentes d'uriner.

Urines : albumine, traces ; acide urique, o gr. 17 ; urée, 32 gr.

Pas de sucre.

Examen hématologique : 2.900.000 globules.

Poids : 60 kg.

La malade est soumise à la médication du phospho-mannitate de fer (3 cuillerées à café d'*Eugéine Prunier* par jour). Nous lui recommandons de ne rien changer à sa nourriture.

10 avril. — Mme Sim... mange de meilleur appétit ; les maux de tête sont moins fréquents.

Examen du sang : 3.260.000 globules.

Poids, 62 kg.

10 mai. — Les vertiges ont disparu ; seuls quelques maux de tête apparaissent encore de temps en temps ; les règles ne s'accompagnent plus de douleurs ; encore quelques pertes blanches.

Nous élevons la dose d'*Eugéine Prunier* à 4 cuillerées à café par jour, et nous prions la malade de revenir dans 15 jours.

27 mai. — Mme S... est venue à pied de la gare de l'Est, effectuant ainsi un trajet de près de 2 kilomètres sans trop de fatigue.

L'appétit revient comme avant sa maladie, le facies est plus coloré ; maux de cœur et pertes blanches ont totalement disparu.

« Je ne me reconnais plus, tellement je suis changée », dit la malade.

Nous lui recommandons de continuer l'Eugéine à la dose de 2 cuillerées à café par jour.

Examen hématologique : 3.900.000 globules.

Poids, 65 kg.

Urine : pas d'albumine, pas de sucre. Urée, 28 gr. ; acide urique, o gr. 30.

Acide phosphorique (PH^2O^5) éliminé en 24 heures, 1 gr. 60.

OBSERVATION III

Mlle K..., 24 ans, a toujours joui d'une bonne santé, sauf depuis 3 ans, où son caractère s'est modifié. D'un caractère gai d'habitude, elle est devenue maussade, fuyant le monde, recherchant la solitude, et ce, au grand désespoir de ses parents.

Il y a 4 mois, sa mère a remarqué dans les selles des anneaux.

La jeune fille s'est alarmée et nous dit qu'elle va mourir, puisque « les vers se mettent dans ses intestins ».

Rassurant Mlle K..., une médication appropriée lui est donnée pour l'expulsion de son ver solitaire. Débarrassée, elle revient nous voir pour les faiblesses, maux de cœur, palpitations, syncopes qu'elle mettait sur le compte de l'helminthe.

Anorexie, troubles dyspeptiques, vomissements, ballonnements du ventre, constipation, leucorrhée.

Examen hématologique le 10 février :

Globules rouges, 2.100.000.

Hémoglobine, 40 %.

Hématoblastes, 300.000 par mmc.

Urines. Pas d'albumine.

Pas de sucre.

PH^2O^5 éliminé en 24 heures, 2 gr. — Urée, 30 gr.

Poids, 57 kg.

Traitement, 3 cuillerées à café d'***Eugéine Prunier*** par jour, à l'exclusion de tout autre médicament.

26 février. — Réveil de l'appétit, les vomissements cessent. Pas de constipation.

4 avril. — Bon appétit, disparition des troubles dyspeptiques, les pertes blanches diminuent.

Poids, 58 kg.

24 avril. -- Etat général relativement bon, règles non dou-

loureuses, ce qui était l'exception auparavant, pas de constipation, presque plus de flueurs blanches.

Examen hématologique :

Globules rouges, 3.o5o.ooo.

Hémoglobine, 6o %.

Hématoblastes, 26o.ooo par mmc.

24 mai. — La malade peut se lever, est aussi gaie qu'au-
trefois, mange et dort bien ; l'état général notablement
amélioré.

PH^2O^5 éliminé en 24 h., 2 gr. 3o. — Urée, 36 gr.

Examen du sang, 4.1oo.ooo globules rouges.

Cette malade, comme on le voit, a largement bénéficié de
la médication appliquée.

OBSERVATION IV

Claire R..., 26 ans, domestique.

Pas d'antécédents héréditaires.

Enfance scrofuleuse, engorgement ganglionnaire à 8 ans,
écoulements d'oreilles ; à 15 ans, érysipèle à répétition,
chloro-anémie ; à 16 ans, premières règles, vomissements
fréquents, rhumes tous les hivers.

11 février. — Examen : Facies pâle, souffle dans les vais-
seaux du cou.

Engorgement ganglionnaire prononcé, s'étendant de la
clavicule à l'apophyse mastoïde à gauche, bourrelet volu-
mineux de glandes dures, roulant sous le doigt, bien sépa-
rées les unes des autres, grosses comme un œuf de pigeon.
L'examen des poumons ne révèle rien d'anormal. Signes de
nervosité, réflexe pharyngien aboli, quelques crises hystéri-
formes, mais pas de diminution du champ visuel, ni de
plaques d'hyperesthésie. Rien au cœur, pas d'albumine dans
l'urine. Digestions pénibles, constipation.

Poids, 54 kg. 2.

Examen hématologique, 2.100.000 globules rouges. — Diagnostic : Scrofulo-tuberculose et chloro-anémie.

Dyspepsie symptomatique.

Traitement. — ***Eugéine Prunier***, 3 cuillerées à café par jour. — Frictions à l'alcool sur l'estomac.

21 février. — Facies satisfaisant, mange de meilleur appétit, a augmenté de 300 gr.

21 mars. — Le mieux est sensible, les couleurs reviennent, le poids s'élève à 55 kg. 350.

30 avril. — Examen hématologique, 2.900.000.

Poids, 56 kg. 100 gr.

20 mai. — L'état local est peu modifié, bien que les glandes aient un peu diminué de volume, par contre l'état général est excellent.

Examen des urines.

Pas d'albumine.

Pas de sucre.

Examen hématologique, 3.960.000 globules rouges.

$\dfrac{P H^2 O^5 \text{ total}}{Az \text{ total}}$ (coefficient de désassimilation nerveuse $\dfrac{18}{100}$).

OBSERVATION V

Georges Sal.. , 18 ans.

Nettement chlorotique. Ne supporte le fer ni par la bouche, ni par injections. Après quelque temps, comme le malade est toujours dans le même état, on le soumet, le 3 avril, au traitement par le phospho-mannitate de fer. Il s'améliore rapidement, le malade se sent très bien, l'appétit est poussé jusqu'à la fin.

Avant le traitement, 3 avril : poids, 56 kg. 100 ; globules rouges, 3.200.000 ; urée, 21 gr. ; phosphates, 2 gr. 81.

Au bout de trois semaines de traitement :

Urée, 32 gr.

Phosphates, 2 gr. 30.

Au bout de 2 mois : poids, 59 kg. 800 ; urée, 38 gr. ; phosphates, 2 gr. 1.

Pas de constipation ni phénomènes d'intolérance.

OBSERVATION VI

Jeanne F..., 21 ans.

Se plaint de faiblesse générale avec douleur à l'épigastre. Inappétence. Palpitations, amaigrissement et pâleur notable. Souffles systoliques à la pointe du cœur.

Bruits veineux autour du cou.

Globules rouges, 3.504.000 ; valeur globulaire, 0,71.

Poids, 45 kg.

La malade prend tous les jours, à partir du 2 mars, 3 cuillerées à café d'*Eugéine Prunier*.

Le 6 juin la malade est complètement rétablie.

Poids, 52 kg. 200.

Globules rouges, 4.200.000.

Valeur globulaire, 0,98.

A aucun moment du traitement cette malade n'a été constipée.

OBSERVATION VII

Marthe D..., 18 ans, couturière.

Chloro-brightisme.

Père et mère bien portants.

A 4 ans, a eu la rougeole ; à 6 ans, la fièvre typhoïde, un peu plus tard la varioloïde.

Réglée à 13 ans.

Examen 27 mars. — Grande jeune fille, pommettes colorées, pâleur des téguments et des muqueuses. Yeux cernés, figure un peu bouffie.

Au niveau de la jugulaire, on perçoit par l'application du doigt un frémissement vibratoire et on entend avec le stéthoscope un souffle continu avec renforcement. Quelques épistaxis, se plaint de maux de rein, bourdonnements d'oreilles et mouches volantes.

Il existe une leucorrhée abondante. Pollakiurie.

Appétit irrégulier, capricieux, très faible depuis quelque temps.

Pas de sucre.

Albuminurie intermittente.

Urée, 24 heures, 37 gr. 14.

PH^2O^5, 2 gr. 15.

Examen hématologique, 28 mars. — N. 2.700.000.

$\qquad$ — B. 8.500.

Poids, 52 kg.

Cette malade est soumise au traitement du phospho-mannitate de fer, à la dose de 3 cuillerées à café par jour d'*Eugéine Prunier.*

8 avril. — Marthe D... mange de meilleur appétit, les bourdonnements d'oreilles sont moins accentués.

27 avril. — Poids, 55 kg. 100 ; les maux de rein disparaissent, les muqueuses sont plus colorées, la figure revient à l'état normal.

29 mai. — Poids, 57 kg. ; encore quelques maux de rein. L'état général est bon, plus de mouches volantes.

Les bourdonnements et épistaxis ont complètement disparu, ainsi que la leucorrhée.

Les règles sont plus régulières et moins douloureuses.

Pas de sucre.
Pas d'albumine. $\left\{ \begin{array}{l} \text{Urée, 28 gr.} \\ \dfrac{PH^2O^5 \text{ total}}{Az \text{ total}} = 17 \text{ pour 100} \end{array} \right.$

Examen hématologique, 2 juin. — N. 4.100.000. Valeur globulaire, 0.94.

Conclusions

❧

Les différentes observations que nous venons de relater démontrent l'influence rapide que le Phospho-
Mannitate de fer exerce dans les anémies, avec déglo-
bulisation, état languissant de la nutrition, perte de
l'appétit, fatigue générale et profonde, troubles de la
circulation, sans qu'il soit nécessaire d'insister davantage
sur l'action de ce médicament qui rend chaque jour de
précieux services à la thérapeutique et dont le succès
s'affirme peu à peu.

❧ ❧ ❧

RECONSTITUANT

DU

GLOBULE SANGUIN

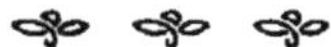

Préparation Ferrugineuse parfaitement assimilable
et ne provoquant pas la constipation

Eugéine Prunier

GRANULÉE

(Saccharure de Phospho-Mannitate de Fer
dosé à 10 centigrammes de ce sel par cuillerée à café).

DOSES HABITUELLES

Deux à trois cuillerées à café par jour, à prendre
indifféremment avant ou après le repas.

*L'usage de l'EUGÉINE PRUNIER est indiqué
dans la Chlorose, l'Anémie, l'Aménorrhée, etc., etc.*

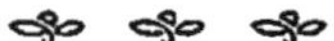

CHASSAING & Cie

PARIS. — 6, *Avenue Victoria*, 6. — PARIS

Poitiers. — Société française d'Imprimerie

9 782014 080964